PLAIES

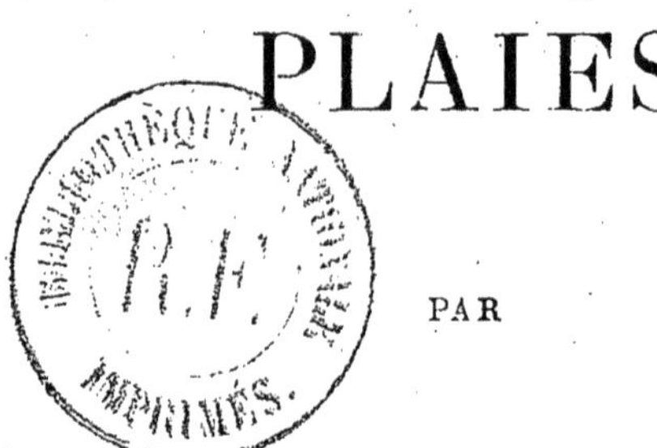

PAR

PEIGNES DE FILATURE.

DU MÊME AUTEUR :

Sur la réparation des parties molles et du squelette dix-huit ans après la perte de tout le corps du maxillaire inférieur. (*Soc. centr. de Méd. du Nord de la France*, sept. 1872.)

Réduction d'une hernie crurale plusieurs heures après deux lavements d'eau de Seltz (*Gaz. des hôp.*, 16 nov. 1878).

Sur la pustule maligne en Flandre (*Journal des Sc. méd. de Lille*, fév. 1879).

Contribution à l'étude de la myosite (*Ibidem*, 1879, et Paris 1880).

Observation sur l'application de plaques métalliques sur un ulcère douloureux de la jambe (*Soc. des Sc. méd. de Lille*, 1879).

Observations sur la pourriture d'hôpital et la diphthérie pharyngienne, toutes deux mortelles et développées simultanément dans deux foyers en communication médiate (*Ibidem*).

Fractures incomplètes et incurvation des os de l'avant-bras (*Ibidem*).

Traitement des fractures des métacarpiens par l'attelle de zinc (*Ibid.* 1880).

Fracture du rocher, guérison ; nouvel accident, seconde guérison (*Ibidem*).

Synovite tendineuse aiguë des fléchisseurs de la main ; traitement sans débridement ; guérison (*Soc. des Sc. méd. de Lille*, 1881).

Luxation probable du pouce en avant (*Ibidem*).

Luxation du pouce en arrière ; réduction par rotation dans l'extension (*Ibid.*)

Dépression du crâne du nouveau-né (*Ibidem*).

Ankylose tardive après les fractures du coude (*Ibidem*).

Des pulvérisations phéniquées pour affaiblir la sensibilité et supprimer la douleur du traumatisme (*Ibidem* et *Thérap. contemp.*, 1881.)

Fracture du grand os (*Lecture à la Soc. de Chirurgie de Paris*).

Accidents après l'opération d'une hernie crurale étranglée chez une femme de 70 ans ; — guérison (*Soc. des Sc. méd. de Lille*, 15 mars 1882).

Étude sur la réduction des luxations du pouce en arrière au moyen des manœuvres de douceur (*Journal des Sciences médicales de Lille* et *Union médicale*, 1882. *Thérapeutique contemp.*, 1882).

Etude sur la dépression du crâne pendant la seconde enfance (*Arch. gén. de méd.*, août 1882, et *J. des Sc. méd. de Lille*).

Note sur le traitement de la pseudarthrose du tibia (*Bull. de l'Acad. royale de médecine de Belgique*, juillet 1883).

Note sur un cas de cysticerque du sein (*Soc. des Sc. méd. de Lyon*).

PLAIES

PAR

PEIGNES DE FILATURE,

PAR LE D[r] FR. GUERMONPREZ.

Membre de la Société des Sciences médicales de Lille,
Membre correspondant de la Société de Thérapeutique de Paris,
des Sociétés de Médecine de Bordeaux, Lyon et Toulouse,
et de l'Académie de Médecine et de Pharmacie de Barcelone.

AVEC FIGURES.

PARIS,
LIBRAIRIE J.-B. BAILLIÈRE ET FILS,
rue Hautefeuille, 19.

LILLE,
LIBRAIRIE BERGÈS,
rue Royale, 2.

1883.

PLAIES

PAR

PEIGNES DE FILATURE.

Tous les établissements industriels ont leurs accidents : les filatures n'échappent point à cette règle. Mais il y a dans la masse, certaines formes qui ne se rencontrent guère ailleurs et mettent le praticien en présence d'un problème qui n'est pas toujours dépourvu d'intérêt.

A ce titre, on peut regretter de ne pas trouver dans les classiques des détails plus précis sur le côté spécial de bien des plaies observées dans les milieux industriels.

Si l'on s'en rapporte aux statistiques de M. Loiset sur les accidents dans les fabriques du département du Nord : de 120 lésions traumatiques, 78 appartiennent aux doigts et aux mains.

« Dans les filatures, les mécanismes désignés sous le nom de *préparations* fournissent un contingent plus considérable de blessures, que les machines opérant le filage proprement dit. Ces préparations sont, pour le coton, le battage, l'épluchage, le cardage, le tirage, et le boudinage ; pour le lin, les cardes, les coupeuses, les peigneuses, les étireuses. » (*Rapp. au Conseil de salubrité du Nord*. Cf. A. Layet).

En présence de cette énumération, ceux de nos confrères qui ont bien voulu nous donner leur avis, n'ont pas hésité à signaler la rareté relative des plaies déterminées par les peignes. Cette rareté serait même de plus en plus grande, d'après M. le Dr A. Brissez, chirurgien honoraire de l'hôpital Saint-Sauveur.

Ce n'est d'ailleurs pas nouveau.

En 1853, la 3e commission du Conseil Central de salubrité du département du Nord, composée de MM. Bailly, Delezenne et Gosselet, a fait le relevé de tous les accidents traités à l'hôpital Saint-Sauveur (le seul qui fût alors ouvert à Lille), depuis le mois de septembre 1846 jusqu'à la fin de décembre 1852. Or, dans l'ensemble des 406 accidents relevés, il ne se trouve que douze plaies causées par des cardes et seulement *deux* plaies déterminées par des peignes. (*Rapp. sur les trav.* Lille. 1853. XI. 8.)

Vingt ans auparavant, MM. Lhoste, Gréau et Pigeotte avaient signalé cette rareté dans leur rapport adressé au maire de Troyes (1).

Une seule observation, la 7e, trouverait sa place dans notre étude : « En 1816, le contre-maître d'une filature de laine laissa engager son coude entre les dents du *loup* (machine à carder la laine), ainsi nommée parce que les dents, au moyen desquelles elle opère le cardage, sont longues, fortes et aiguës......; on pratiqua l'amputation du bras ; la mort survint le troisième jour après l'accident. »

« Ces accidents, véritablement effrayants, ajoute le Rapporteur, ne surviennent, il faut en convenir, que de loin en loin

---

(1) Rapport fait au Conseil de salubrité établi près de l'Administration municipale de la ville de Troyes, sur les accidents auxquels sont exposés les ouvriers employés dans les filatures de laine et de coton. 28 août 1833. — *Ann. d'hygiène publique et de médecine légale*, 1834.

et ne sont pas de ceux, dont les ouvriers employés dans les filatures sont le plus communément atteints. » (p. 9.)

Le lecteur remarquera combien sont précises les affirmations, ainsi concordantes à trente et cinquante ans d'intervalle avec une compétence personnelle, dont ne disposait pas l'honorable et savant M. Loiset.

La rareté des plaies déterminées par les peignes de filature est donc un fait établi.

C'est qu'en effet, dans tous les établissements de la région, rien n'est plus protégé, rien n'est plus surveillé que tout ce qui est peigne ou carde.

Ces appareils semblent si directement dangereux, qu'ils déterminent immédiatement sur le personnel cette crainte salutaire, qui est le meilleur motif de leur prudence.

Ce sont donc des accidents rares. Leur rareté est un motif de plus pour livrer à la publicité les faits de quelque portée pratique.

En attendant que la question soit véritablement résolue, qu'il nous soit permis du moins d'essayer un groupement des faits acquis.

Ici comme partout se rencontrent des accidents d'importance très diverse, tous comparables entre eux par la présence des pointes d'acier rompues nettement au niveau précis de leur insertion sur la monture du peigne. Mais les conditions, qui font varier le pronostic, sont trop multiples pour être énumérées dans cette étude.

Pour rester pratique, nous adopterons d'une façon toute conventionnelle trois groupes de nature à indiquer la ligne de conduite du chirurgien : l'une comprendra les plaies assez bénignes pour n'être pas incompatibles avec le travail professionnel ; l'autre comprendra les délabrements assez profonds pour indiquer l'amputation, du moins partielle, du membre ; la troisième comprendra les plaies d'une gravité intermédiaire et pour lesquelles la conduite du chirurgien est toujours plus ou moins sujette à discussion.

I.

Pour bien apprécier la question, pour comprendre le mécanisme de l'accident, il est nécessaire d'avoir une notion exacte des peigneuses de lin les plus employées dans les filatures de Nord.

En présenter la description au lecteur, c'est résumer le travail spécial, présenté par M. Alf. Renouard à la *Société des Sciences de Lille* (1). Nous y joindrons les figures, que notre savant ami a bien voulu mettre à notre disposition.

Le lin préparé pour le peignage est distribué par paquets ou cordons et placé dans des *presses*, (figure 1, DEPE).

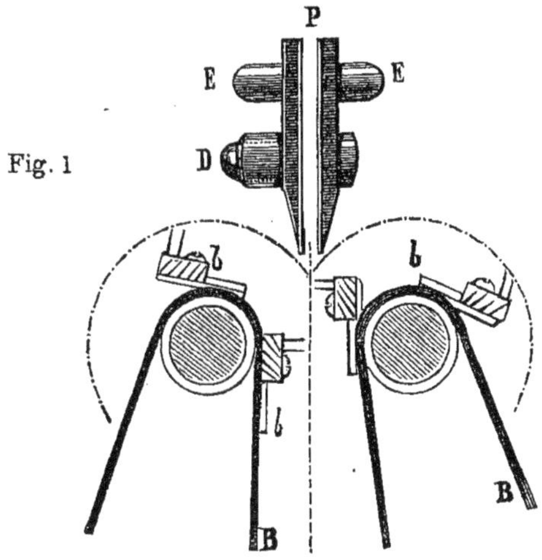

Fig. 1

Chaque presse se compose de deux plaques de fer, garnies de caoutchouc à l'intérieur, et serrées l'une contre l'autre par un boulon et un écrou.

Les presses, après avoir été garnies de lin, sont placées dans un couloir (figure 2, C.) formé par deux cornières en fonte,

---

(1) *Etude sur le travail mécanique du peignage du lin dans les machines de construction française* Lille, 1880.

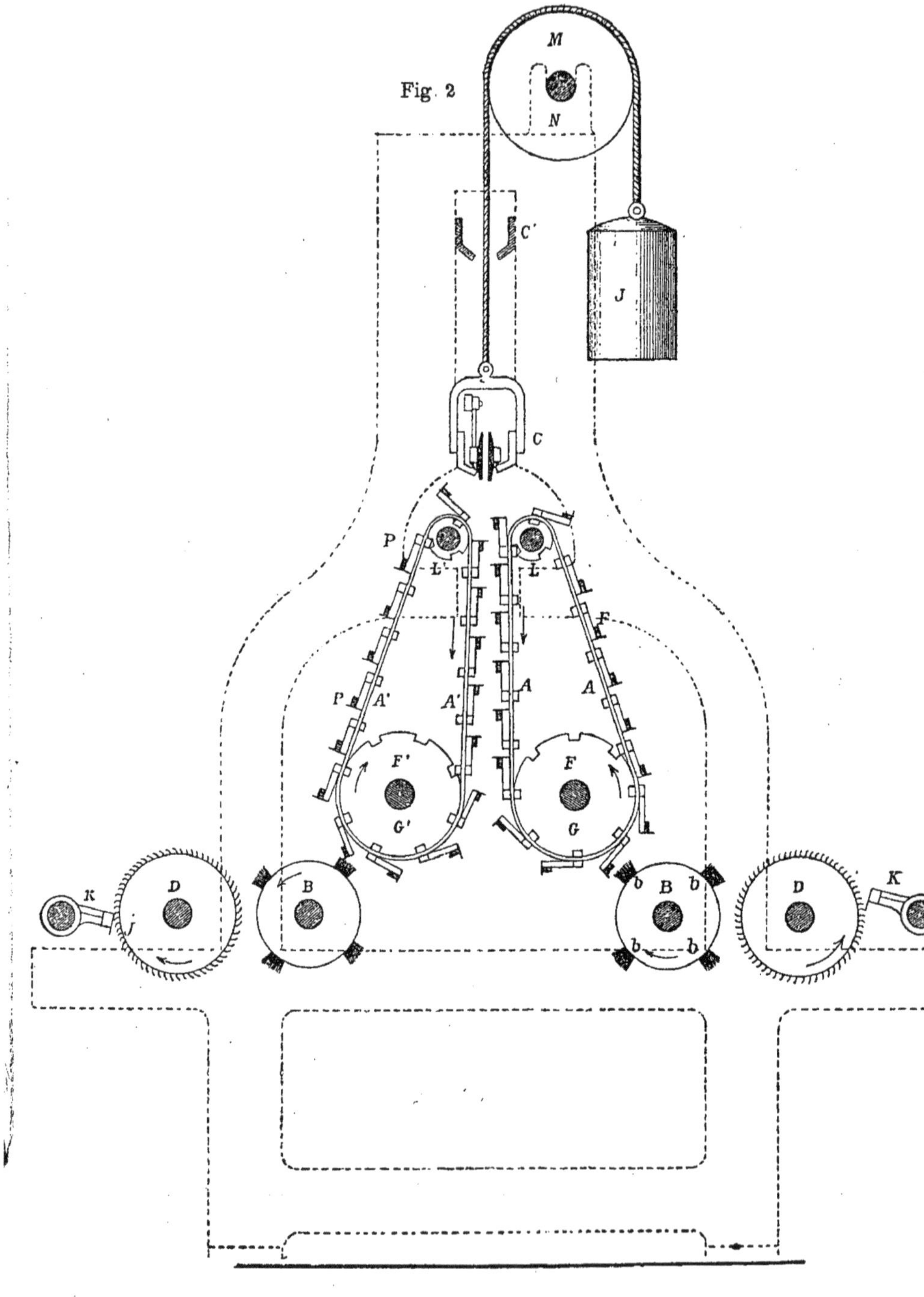

Fig. 2
M
N
C'
J
C
P
L
L
F
P
A'
A'
A
A
F'
F
G'
G
K
D
j
B
B
b
b
b
b
D
K

laissant entre elles un espace, à travers lequel pendent les cordons de lin. Ce couloir, nommé aussi *chariot* ou *balancier* de la peigneuse, se trouve alternativement placé en C et en C', abaissé d'abord, relevé ensuite par le mouvement de la machine.

C'est pendant le temps du relèvement, dont on peut apprécier l'étendue dans la figure 3, que peut être réalisée l'introduction de la main, de l'avant-bras et même du bras entre les deux rangées de peignes.

Au-dessous du couloir, les peignes P sont disposés sur deux tabliers sans fin AA et A'A', placés l'un en face de l'autre, et composés de lanières de cuir tendues entre les poulies L et F d'une part, L' et F' d'autre part. Un mouvement de rotation continu des poulies entraîne les tabliers sans fin, ainsi que les peignes, comme l'indiquent les flèches. Les peignes sont formés par des règles en bois, souvent recouvertes de tôle, dans lesquelles sont fortement implantées des aiguilles en acier, fines, très pointues et diversement espacées, suivant le résultat recherché.

L'action des peignes sur le lin est *graduée* : Chacun des cordons est d'abord travaillé par un premier peigne à aiguilles très espacées, ne faisant en quelque sorte qu'une ébauche du peignage, mais disposant les filaments, de manière qu'ils puissent subir, dans les meilleures conditions possibles, l'action de peignes plus fins ; puis viennent des peignes à aiguilles plus minces et moins espacées ; puis d'autres plus délicats.

Ainsi, la longueur de la machine devient considérable et, sur les tabliers sans fin, sont disposées des séries de peignes dont les aiguilles deviennent de plus en plus fines et plus serrées, de la première à la dernière.

La machine place successivement chaque cordon devant tous les peignes depuis le plus gros jusqu'au plus fin ; elle nettoye les peignes, les cardes, etc., par un mécanisme que nous n'avons pas à examiner ici.

Quel que soit le détail de sa construction, les peignes de la machine ainsi décrite causent des accidents d'importance diverse, selon que les dents les plus distancées ou les plus rapprochées atteignent le membre, selon que celui-ci est ou non entraîné entre les deux séries de peignes, selon que le mouvement de la machine a été plus ou moins rapidement interrompu.

Nous n'avons pas à reproduire les distinctions conventionnelles admises plus haut.

Les délabrements assez profonds pour indiquer l'amputation ne se rencontrent pas ici. Les faits de ce genre observés dans les filatures de lin, sont attribuables à des causes communes, ou bien ils sont dus à l'action des cardes. Les peignes y demeurent toujours étrangers, à notre connaissance du moins.

Les plaies assez bénignes pour n'être pas incompatibles avec le travail professionnel sont produites par les dents très distancées les unes des autres, dents d'une grande solidité, dont les premières sont souvent d'ivoire et non d'acier.

Qu'un sujet tombe le long d'une paroi, étende les bras pour atteindre un point d'appui, et rencontre une pointe fixée à la paroi ; — (il existe bien des faits de ce genre) ; — la pointe fait dans les tissus un sillon plus ou moins profond, limité par un élément soit osseux, soit fibreux agissant comme point d'arrêt.

C'est par ce mécanisme que blessent les grosses pointes destinées à commencer le peignage du lin. Il en résulte une, deux et tout au plus trois plaies, limitées à l'avant-bras, suivant une direction longitudinale, ne dépassant pas la profondeur de quinze milimètres et se réparant à peu près exactement comme le font les plaies par instrument tranchant. La réunion ne se fait pas, il est vrai, par première intention ; mais elle est toujours rapidement obtenue et toujours aussi exempte de toute complication. Une ou plusieurs bandelettes de diachylon constituent tout le pansement et le travail n'est pas interrompu.

Une fois cependant nous avons observé des lésions un peu plus importantes.

Observation I (recueillie par M. Billaux).

En 1880, le jeune D...... Alphonse, actuellement âgé de 17 ans 1/2, est saisi par les premières dents de la machine à peigner le lin, et entraîné jusque dans l'espace, qui sépare les deux tabliers sans fin. Lui-même arrache le membre du milieu des peignes.

Il existe de nombreuses et larges piqûres, dont chacune est un peu agrandie par le mouvement de retrait du blessé. Une double série est particulièrement visible sur le bord externe et sur la face antérieure du bras droit. Une autre double série analogue se trouve sur la partie antéro externe du thorax et répond à la moitié externe du grand pectoral droit et à la presque totalité de la région *sous*-axillaire voisine.

D'autres plaies analogues se trouvent dissiminées sur la face antérieure de l'avant-bras. Il n'en résulte aucune hémorrhagie importante, aucune vive douleur qui donne l'idée d'une plaie des éléments nerveux.

Sur le bord radial du pouce et très près de sa face dorsale se trouve une plaie longue de 5 à 6 centimètres et formant un lambeau postérieur de 10 à 12 milimètres de large, présentent un aspect, non pas ecchymotique, mais violemment tranché, comme serait l'aspect d'une plaie faite par un instrument tranchant mal aiguisé. Les lèvres de la plaie ne présentent aucune tendance au déplacement. Un pansement par occlusion y est installé à l'aide de bandelettes de sparadrap diachylon.

Sur la face antérieure de l'avant-bras se trouve une plaie presque transversalement dirigée vers le cinquième inférieur, formant un lambeau large de six centimètres et haut de 2 à 3, sans aucune tendance au rapprochement des lèvres de la plaie. Les tendons sont largement découverts et leurs gaînes ouvertes; mais les tendons ne sont pas altérés notablement: un seul laisse suinter un peu de sang. Après nettoyage de la plaie, M. Guermonprez fait cinq points de suture entrecoupée et applique un pansement simple.

La réunion par première intention a été obtenue partout; mais le travail n'a pas été repris aussitôt après la cicatrisation obtenue. Il

Fig. 3

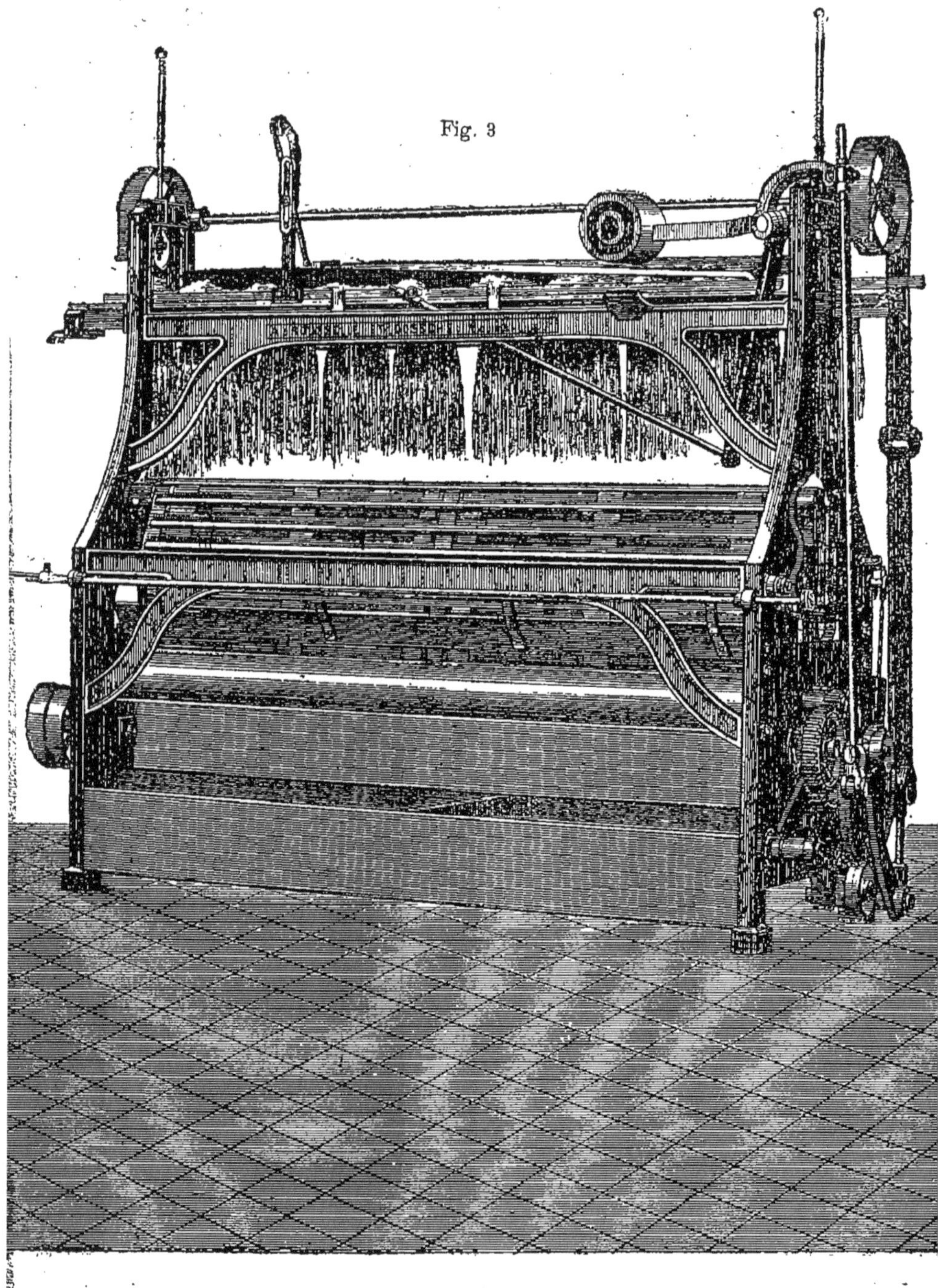

restait une certaine impuissance du membre, une sorte de défaillance, d'indécision des mouvements.

Trois semaines après l'accident l'amélioration a été suffisante pour permettre le retour à la filature et aucun incident n'est survenu depuis cette époque. Tous les mouvements sont conservés dans leur complète intégrité.

Nous n'insisterons pas sur ces plaies, que font les premières dents de la machine à peigner. Ordinairement peu importantes, elles ne sont pas compliquées de corps étrangers, par le fait de la rupture des pointes et, même dans les cas de blessures étendues, (comme on vient de le voir), elles ne s'accompagnent pas de fractures de côtes.

Les plaies produites par les dents *finisseuses*, sont bien autrement intéressantes.

Plus petites que celles de l'autre extrémité du métier, elles se brisent et restent plus ou moins profondément dans les plaies.

Plus nombreuses, plus serrées et disposées en quinconce, (presque toujours du moins), elles font des sillons tellement rapprochés, qu'il en résulte l'arrachement d'une partie plus ou moins étendue des tissus et une plaie sillonnée avec une régularité relative et dans une profondeur assez uniforme. Ces caractères sont assez constants pour justifier l'expression « *plaie par ratissage.* »

La disposition et l'étendue des plaies sont d'ailleurs en rapport avec la protection que donnent en maint endroit les paquets de lin maintenus par les presses.

Souvent aussi le membre est entraîné, il passe entre les deux séries de peignes. Et, si le mouvement de la machine n'est pas assez vite interrompu, le balancier descendu presse sur la partie engagée et l'immobilise pour ainsi dire à mesure que cette partie du membre s'engage davantage. C'est ainsi que le bras et l'avant-bras sont souvent dépassés ; c'est ainsi que les lésions, ne se limitant pas toujours au bras, ont été parfois étendues à la paroi thoracique.

Ce sont les faits de cet ordre qui sont les plus instructifs. Nous reviendrons sur ce sujet.

Le type bénin des plaies faites par l'action des peignes de filature de coton est réalisé dans les deux observations suivantes :

Observation II.

Le 28 mars 1881, la soigneuse de peigneuse Heilman, (vulgairement dite peigneuse plate), C......, âgée de 28 ans, veut retirer un nœud de coton qui était engagé dans le peigne circulaire, et elle le fait sans prendre le temps d'arrêter la marche (1).

Pendant le fonctionnement du métier, ce peigne circulaire suit un mouvement de rotation autour de l'axe du demi-cylindre. Le doigt s'est trouvé entraîné par le mouvement. Pressé en même temps par le tambour qui oscille à quelques millimètres des aiguilles, le doigt se trouve comprimé, brise un certain nombre d'aiguilles et ne se dégage qu'après le passage du demi-cylindre.

Aussitôt après l'accident, on place la main dans l'eau fraîche, et trois ou quatre heures plus tard, on constate sur l'index de la main gauche, une plaie d'une sensibilité très exagérée. Cette plaie est limitée, du côté de la face palmaire, à un peu plus de la moitié de la phalange terminale ; elle est limitée à la face dorsale vers le milieu de l'ongle. L'aspect n'est pas celui d'une plaie contuse, mais plutôt celui d'une plaie par arrachement. Il existe un lambeau assez long et qui n'est adhérent que par son bord externe. Aucune partie n'est restée dans le métier.

Après avoir reconnu la situation, il était indiqué de débarrasser la plaie des corps étrangers qui devaient s'y trouver, mais qui étaient

(1) Le peigne circulaire est un instrument demi-cylindrique, composé de dix-sept pièces de cuivre, dites barrettes, disposées parallèlement dans le sens de la génératrice. Sur chaque barrette se trouvent des aiguilles d'acier rangées comme des dents de peigne. La longueur, la solidité et le nombre de ces aiguilles se trouvent gradués de la première à la dernière barrette. Le nombre d'aiguilles est de huit par centimètre sur la première, de trente-trois par centimètre sur la dernière.

masqués par un caillot large et épais. Bien que j'eusse tenté de le faire avec toute la douceur et les précautions possibles, je ne pus parvenir à aucun résultat. La blessée en souffrait trop, elle ne pouvait supporter cette manœuvre. Une pulvérisation d'eau phéniquée ordinaire (25 °/oo) est essayée, à l'aide d'un instrument qui débite une grande quantité de liquide.

Un quart d'heure était à peine écoulé que la patiente demandait à être pansée. Il est alors possible d'enlever, non seulement divers débris de coton, mais aussi un grand nombre d'aiguilles brisées bien fixées profondément, les unes dans la peau, les autres dans la plaie, quelques-unes même dans la phalange. Cet enlèvement est pratiqué tantôt à l'aide de pinces à disséquer, tantôt à l'aide de la pince à épilation et toujours sous le spray phéniqué.

Le pansement listérien est appliqué dans les conditions ordinaires et la blessée peut reprendre son travail dès le même jour en protégeant le doigt et le pansement à l'aide de précautions appropriées.

Environ quatre semaines plus tard, la plaie est complétement cicatrisée.

Cette femme n'a interrompu ses occupations que pendant quelques heures. Elle n'a aucunement souffert.

Observation III.

Le 2 avril 1882, la soigneuse de peigneuse plate, D..., âgée de 25 ans 1/2, est prise de la même manière et pour le même motif dans un métier analogue.

Amenée presque aussitôt, elle est prise de syncope pendant les quelques instants nécessaires pour faire les préparatifs du pansement listérien.

Profitant de cette syncope pour faire rapidement une exploration sans provoquer de douleur, je puis reconnaître diverses plaies des index, médius et annulaire de la main gauche.

Dans l'annulaire et dans l'index se trouvent implantées trois ou quatre rangées de pointes d'aiguilles serrées et même tassées les unes contre les autres, de façon à agir à la manière d'un instrument tranchant avec cette particularité que, après avoir fait une plaie, elles jouent le rôle de corps étrangers entassés dans un espace insuffisant.

Sur le médius se trouvent, au niveau de la phalange moyenne, plusieurs rangées analogues, mais moins régulièrement rectilignes. Au niveau de la phalange métacarpienne est une longue et large plaie par arrachement, plaie dans laquelle sont fixées deux rangées de pointes d'aiguilles. Dans ces deux rangées, les pointes sont, non pas serrées, mais bien distantes les unes des autres. Un grand nombre d'autres pointes se trouvent fixées dans les lambeaux de la plaie.

L'exploration, faite pendant la syncope, permet d'établir qu'aucune articulation n'est ouverte, que tous les tendons fléchisseurs et extenseurs sont découverts et même en partie dilacérés et que, par conséquent, toutes les gaînes synoviales ont été ouvertes.

Sous le spray phéniqué, il me fut relativement facile d'enlever tous les corps étrangers, tandis que la blessée était en parfaite possession d'elle-même. A l'aide des mêmes instruments que dans le cas précèdent, j'enlevai une à une (quelquefois deux et même trois à la fois) les pointes d'aiguilles. Voulant être renseigné, je les comptai d'abord jusqu'à cent, puis je cessai, mais il n'y a pas d'exagération à dire que le nombre dépassait 150.

Après un certain temps, j'éprouvai la fatigue et plus encore l'engourdissement des doigts, que connaissent tous ceux qui ont fait un maniement assez prolongé des liquides phéniqués. Il fallut alors chercher les corps étrangers en tâtonnant à l'aide de la pince.

Il est inutile d'insister sur ce que ce moyen a d'insuffisant : ce détail explique comment chaque jour, à partir du dixième et jusque vers le vingtième, il a été possible de voir, tantôt dans la plaie, tantôt sur la surface cutanée de toutes petites pointes noires, dont chacune n'était autre que le talon d'une aiguille et qu'il était alors aisé d'enlever par énucléation.

Le pansement listérien fut appliqué avec exactitude. Il fut aussi peu douloureux qu'il l'est d'ordinaire dans les plaies contuses à partir du quatrième jour.

Les deux faits précédents sont tels, qu'il suffit d'y ajouter quelques commentaires pour avoir l'histoire de la forme bénigne des plaies déterminées par les peignes de filature de coton.

Dans les filatures de jute, nous n'avons trouvé aucune plaie de peigne à relater.

Dans les filatures de lin, les pointes sont plus longues, plus fortes et en même temps beaucoup moins nombreuses et plus espacées que celles des observations II et III.

Il en résulte un type tout différent de plaies. L'état des parties est plus complexe, comme on peut juger par l'observation suivante.

Observation IV (rédigée par M. Billaux).

Le 7 mai 1883, Sl... Nicolas, 17 ans, introduit inconsidérément la main gauche entre les peignes de la machine à peigner le lin et les paquets de matière première disposés entre les plaques de fer et de caoutchouc que l'on nomme « presses ». Le fonctionnement de la machine comporte deux temps. Dans l'un, la distance est grande entre la série des peignes et la série des presses. Dans l'autre, les deux séries, peignes et presses, sont aussi rapprochées que possible. Or, la transition du premier au second temps se fait assez rapidement.

C'est à ce moment précis que la main de Sl... est saisie; elle était entraînée déjà, lorsque l'ouvrier arracha le membre avec énergie et retomba par deux fois, heurtant d'abord la paume de la main, puis la face dorsale de l'avant-bras sur les doubles rangées de dents des peignes alors immobiles, puisque la machine avait été immédiatement arrêtée.

Les détails ci-dessus indiquent deux mécanismes différents de la production des plaies et permettent l'interprétation de leurs caractères si divers.

Le blessé est immédiatement conduit chez M. le Dr Bécour, qui a la bonté de nous confier ses notes et ses renseignements sur les faits que nous n'avons pu observer personnellement.

L'état primitif des plaies peut être ainsi résumé :

1° Une plaie *par ratissage* vers le tiers supérieur du bord externe de l'avant-bras : toute la peau est enlevée ; l'aponévrose est traversée ; le tissu musculaire est pour ainsi dire râclé. Un certain nombre de pointes sont couchées sur diverses parties de la plaie ou fixées dans les débris aponévrotiques. Le nettoyage de la plaie suffit pour les enlever. Le doigt, promené ensuite dans les diverses anfractuosités de cette plaie, n'éprouve le contact d'aucun nouveau corps étranger, et ne provoque, par la pression, aucune sensation douloureuse, comme serait celle d'une épingle perdue de vue et que l'on enfoncerait plus profondément dans les tissus. Aucune autre recherche n'est donc indiquée.

Fig. 4

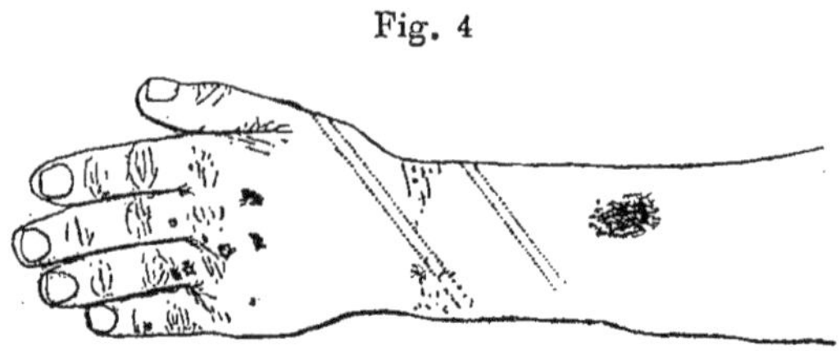

2° Une plaie analogue se trouve au bord externe de la face antérieure du poignet. Plus étendue que la précédente, elle semble moins profonde, puisqu'aucune complication n'est survenue du côté des tendons ou de leurs gaînes synoviales.

3° Sur la face dorsale de l'avant-bras, du côté opposé à la première plaie décrite, se trouve une plaie contuse et par glissement, pénétrant assez profondément dans le tissu musculaire et produite manifestement par le bord de l'une des presses garnies de lin. Cette plaie ne présente rien de spécial.

4° L'éminence thénar est tout entière et assez profondément *ratissée* par les dents du peigne, qui ont fait des sillons longitudinaux et parallèles, dont plusieurs traversent la peau et pénètrent plus ou moins profondément dans les couches sous-jacentes. Des plaies analogues et moins profondes se prolongent sur le bord externe du pouce d'un côté et sur l'éminence hypothénar d'autre part. Dans la région ainsi labourée, un certain nombre d'aiguilles restent implantées dans une direction perpendiculaire à la surface. Partout elles affleurent la peau et à l'aide d'une pince, sont extraites une à une jusqu'à la dernière. Il y en a plus de vingt. Toutes ces pointes ont une longueur uniforme de 15 millimètres.

Des traces d'un ratissage plus superficiel se trouvent à la face palmaire des trois derniers doigts.

Toutes les plaies signalées jusqu'ici ont été produites par le peigne sur la main, l'un ou l'autre étant en mouvement, peut-être même les deux en sens contraire.

5° Sur la face palmaire des doigts et de la main d'une part, sur la face dorsale de l'avant-bras et du poignet d'autre part, se reconnaissent de nombreux petits points rouges, régulièrement espacés et

Fig. 5

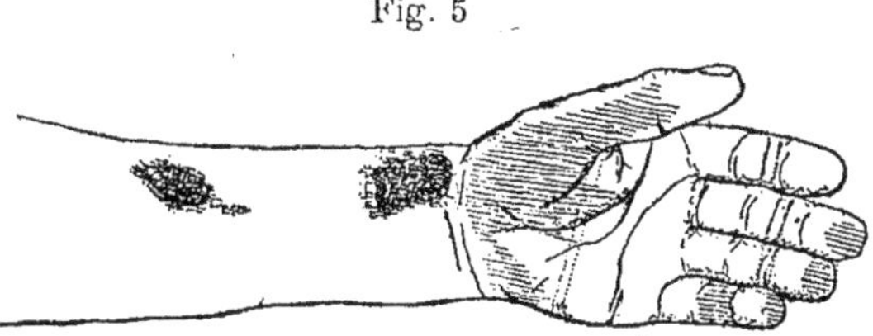

disposés sur deux rangs. Là encore, il reste des aiguilles implantées. Plusieurs sont fixées dans le tissu osseux. Leur recherche offre peu de difficultés parce que le talon de chaque aiguille dépasse la peau de 2 à 3 millimètres. Mais l'extraction n'en saurait être réalisée aussi aisément. Il faut une forte pince et serrer celle-ci solidement pour arriver à dégager les aiguilles.

Le pansement est pratiqué après un lavage à l'eau phéniquée au centième : une couche de lint anglais est appliquée sur chaque plaie, puis recouverte d'une couche d'ouate, que maintiennent une compresse et une bande.

Dès le jour de l'accident se manifeste du gonflement, qui va progressivement croissant jusqu'au cinquième et même, en certains points, jusqu'au huitième jour (un grand bain et environ dix bains locaux alternés avec des aspersions d'eau phéniquée par dessus le pansement à la ouate).

Le gonflement suit ensuite une marche décroissante et disparait vers le 20 mai.

Aucune douleur, aucune sensibilité anormale n'existent alors, ni au niveau des piqûres, ni au niveau du ratissage.

Les mouvements du bras, de l'avant-bras et des doigts, primitivement diminués ou abolis, se reconstituent progressivement. Vers cette époque est fait le dessin ci-joint.

La guérison a été obtenue complète et sans aucun incident notable.

Il est incontestable que, malgré tous les soins rapportés plus haut, quelques pointes peuvent avoir été laissées dans les tissus. M. le Dr Bécour, en admettant l'existence de ces corps étrangers, se demande (dans les notes dont nous le remercions), si, devant un pointillé douteux, on doit inciser jusqu'à l'os, ou dans la profondeur du muscle, si l'on doit disséquer l'avant-bras pour aller à la recherche d'une aiguille, ou de plusieurs. Il ajoute aussitôt qu'il ne le croit pas, et qu'il ne voudrait pas, pour sa part, faire cette recherche dans les régions dangereuses et délicates de l'avant-bras.

Examinons, non plus pour un cas particulier, mais pour les plaies par peignes de filature en général, d'abord le fait même de la présence des pointes dans les tissus : puis la gêne qui peut résulter de la présence de ces corps étrangers et enfin la part qui peut être accordée à l'intervention chirurgicale.

Une curieuse particularité est l'absence de toute complication attribuable à la présence des corps étrangers, jusque dans les gaînes synoviales, dans les tendons et dans les os, alors même que leur séjour se prolonge parfois quinze et vingt jours.

Peut-être faut-il en trouver la cause dans l'état de la surface de ces pointes d'acier, continuellement essuyées par des brins de fils d'une grande propreté.

Il est certain que cet état des surfaces constitue la principale, sinon l'unique différence entre deux ordres de plaies par instruments piquants, dont l'observation est bien banale, et les conséquences bien opposées.

Chez les couturières, tailleuses, etc., les aiguilles pénètrent dans l'organisme, s'y déplacent, s'y perdent souvent, et, après des pérégrinations parfois étranges, n'arrivent à indiquer l'intervention chirurgicale que très tardivement. L'indication est souvent de supprimer un obstacle à quelque mouvement.

Il en est ainsi, alors même que l'aiguille a traversé un milieu d'une malpropreté manifeste, témoin le fait suivant :

Une journalière, nettoyant un plancher et tordant le torchon, après avoir épongé le sol qu'elle lavait à grande eau, se sentit piquée à la face palmaire de la main, s'efforça en vain d'extraire une aiguille encore accessible et ne réussit qu'à l'enfoncer complétement et à la perdre dans les tissus. Aucun accident ne survint. L'extraction, que nous en fîmes beaucoup plus tard, nous permit de reconnaître que tout le talon de l'aiguille et spécialement le chas faisait complétement défaut.

Chez les ouvriers démolisseurs de wagons, etc., les corps étrangers professionnels sont les clous plus ou moins rouillés. Ceux-ci, loin de se perdre dans les tissus, n'y séjournent jamais : les ouvriers les ont toujours enlevés avant de se présenter à la consultation. Et cependant, malgré toutes les précautions, il n'est personne qui ne sache combien multiples sont les difficultés avec lesquelles le chirurgien se trouve aux prises dans la grande majorité des cas.

Le contraste entre ces deux genres de plaies par instruments piquants est tout entier dans l'état de propreté, de netteté de l'agent vulnérant et, par conséquent, de la plaie.

Celle du clou, pour peu qu'elle soit maculée d'un peu de rouille, est le point de départ de redoutables accidents inflammatoires.

Celle de l'aiguille, alors même qu'elle se complique de la présence du corps étranger, est facilement tolérée par les tissus.

La nature même des pointes, dans les peignes de filature, permet donc de comprendre, — dans une certaine mesure du moins, — comment quelques ouvriers ont pu conserver les corps étrangers, dont il s'agit, pendant un temps très long, et sans aucun accident.

La seconde particularité à signaler est la gêne que les pointes des peignes peuvent apporter tardivement dans les mouvements des doigts.

Nous ne saurions insister sur ce détail, puisque nous manquons d'observations personnelles pour en justifier. Notre honorable confrère, M. Choteau, a observé assez récemment un fait de ce genre, qui a imposé l'extraction tardive de corps étrangers à des jours différents, à mesure qu'il survenait une nouvelle entrave dans l'exécution des mouvements des doigts.

La troisième particularité, sur laquelle il nous paraît intéressant d'insister, est celle de l'intervention thérapeutique.

Lorsque la pointe brisée d'une dent de peigne constitue un obstacle aux mouvements, il est indiqué de supprimer cet obstacle.

Faut-il le faire par débridement, par simple énucléation, ou faut-il attendre : tel est le point à élucider.

Le débridement semble très indiqué pendant les premiers jours, alors que la tuméfaction des tissus est telle, que la pointe est entièrement cachée, alors que l'on voit à peine le petit pertuis, par lequel a pénétré le corps étranger. Mais c'est là une petite opération trop douloureuse et qui doit être renouvelée un trop grand nombre de fois, pour être bien acceptée. Il est dès lors facile de prévoir que les blessés se refuseront à y consentir.

Nous savons que plusieurs confrères, se trouvant émus par l'énorme tuméfaction, la rougeur étendue et surtout par la douleur intense des quatre premiers jours, se sont préoccupés de la possibilité d'une inflammation grave, ont prononcé le mot de « phlegmon diffus » et ont proposé le débridement au niveau des corps étrangers. Mais nous savons aussi que tous nos confrères, en donnant ce renseignement, ajoutaient que l'insistance du blessé avait été le seul argument pour les déterminer à temporiser. Nous n'avons trouvé personne pour regretter cette temporisation. Dans aucun cas, il n'en est résulté d'accident fâcheux.

L'énucléation, c'est-à-dire la pression exercée sur deux points voisins, avec tension de la peau intermédiaire, est tout aussi mal supportée pendant la période inflammatoire du début. C'est, au contraire, le moyen employé par les intéressés eux-mêmes, lorsque la tuméfaction, la sensibilité à la pression et les autres symptômes inflammatoires sont tombés.

L'expectation est donc justifiée pendant un certain temps et dans la grande majorité des cas bénins.

Elle permet de laisser passer la période inflammatoire du début, pendant laquelle toute intervention est, sinon inopportune, du moins toujours mal accueillie.

Elle donne la possibilité d'énucléer plus tard et très aisément la pointe, alors facile à trouver ; elle donne du moins la possibilité d'en pratiquer l'extraction avec facilité, à l'aide d'une pince ordinaire ou mieux à l'aide d'une pince à épilation, qui fait presque nécessairement à la fois l'énucléation et l'extraction du corps étranger.

Elle est surtout plus compatible avec les indications des faits de piqûres multiples, confluentes et sans aucuns corps étrangers, comme notre honorable confrère, M. le Dr Decasteker (de Quesnoy-sur-Deûle), l'a observé deux fois. Les aiguilles du peigne peuvent avoir été brisées par les vêtements. Et d'ailleurs l'énorme tuméfaction, la soi-disant menace de phlegmon peut être produite par l'état confluent des piqûres presque aussi bien que par la présence des corps étrangers.

Elle réserve enfin la possibilité de l'élimination des dents du peigne, spontanément accomplie après une minime suppuration, comme l'a observé M. le Dr Honnart (de Lille).

L'expectation est donc, à tous les points de vue, beaucoup plus indiquée qu'une intervention quelconque.

II.

Le type le plus grave est réalisé dans les grands délabrements avec déchirure des vaisseaux, lacération des nerfs, ouverture des articulations et corps étrangers fixés par multitudes dans les tissus osseux et aponévrotiques. La nécessité de l'amputation s'impose alors, d'une façon d'autant plus manifeste, que la perte d'une partie des doigts est le plus souvent un fait accompli.

Le plus souvent ce sont les cardes, et non les peignes, qui produisent ces plaies irrémédiables.

Ici trouverait sa place l'observation faite par M. le Dr A. Brissez sur une jeune fille qui, prenant plaisir à présenter sa chevelure à un peigne de filature, fut subitement surprise, perdit une grande partie du cuir chevelu et ne parvint à guérir qu'après de longs mois.

Dans sa longue carrière, l'honorable chirurgien de Saint-Sauveur n'a observé qu'un seul cas de mort causée par coup de peigne de filature. C'était chez une femme, atteinte au ventre et qui succomba par péritonite trois jours après l'accident.

Entre ces plaies les plus graves et celles de notre première catégorie, se placent de nombreux intermédiaires, qui prêtent à la discussion.

III.

Le choix entre l'amputation et la conservation est tout l'objet du litige.

Le résultat final est évidemment la base de l'appréciation.

A ce titre surtout, l'observation suivante présente un certain intérêt au point de vue de la chirurgie des établissements industriels.

Observation V.

Le 12 août 1882, le débourreur K...... Camille, 39 ans 3 mois, accomplissait son travail, en retirant, pendant la marche, le duvet de coton accumulé à la base des aiguilles d'un peigne de peigneuse plate (système Heilman). Pour continuer son travail de la main droite, il étendit la main gauche dans le but de s'appuyer sur un objet voisin. Cette main, étendue inconsidérément, rencontra le peigne cylindrique du « métier » en marche. En un instant il en résulta les plaies suivantes :

Le pouce présente une forte contusion avec décollement complet de l'ongle, causé par la compression de ce doigt entre les parties accessoires du peigne et le tambour qui le protège. Il n'y a d'ailleurs, aucune pointe d'aiguille dans aucune partie du pouce.

Les quatre autres doigts présentent du côté palmaire des plaies déterminées par l'action des aiguilles, dont le nombre varie sur chaque rangée du peigne entre huit et trente-trois pointes par centimètre de longueur.

Ces plaies, bien que comparables dans une certaine mesure,

diffèrent cependant des plaies par usure déterminées par les meules. Elles se rapprochent davantage de celles, qui résultent de l'action de la râpe, ou de tout autre corps à surface dure et grossièrement raboteuse. Les parties molles sont en effet dilacérées suivant une direction déterminée et partout la même. Toute la peau et tous les pelotons graisseux ont disparu.

La plus grande partie des éléments anatomiques, des tendons et des gaînes est devenue méconnaissable. Sur l'annulaire et sur l'auriculaire, les tendons fléchisseurs sont à découvert et trop tailladés pour qu'il soit facile de discerner ce qui appartient au fléchisseur superficiel, ce qui est du profond et ce qui est du reste ; toutes les gaînes palmaires sont ouvertes et il ne reste rien des parties fibreuses plus superficielles.

Les plaies de l'index et du médius sont beaucoup plus profondes : les tendons fléchisseurs ne se retrouvent plus ; l'articulation phalango-phalanginienne est manifestement ouverte.

Mais une autre particularité plus importante doit être signalée : c'est que le mouvement du peigne a entraîné les parties molles des parois latérales des doigts. La peau et le tissu cellulo-graisseux soucutané sont ainsi arrachés, on peut même dire entraînés, de la face palmaire et des deux faces latérales de chacun de ces deux doigts, de sorte qu'on peut se demander d'où pourrait venir la peau nécessaire pour recouvrir des plaies aussi étendues.

Quant au squelette, il est conservé et même intact, sauf au niveau de la phalange unguéale du médius et de l'annulaire : ces deux os, arrachés par l'action du peigne, ont été désarticulés entièrement : il n'en reste rien. Les ongles correspondants ont été enlevés de même, mais il en reste la matrice.

Dans toute l'étendue de chacune de ces plaies, se trouvent des multitudes de pointes d'aiguilles d'acier ; mais pas le moindre débri de coton. (Le métier marchait à vide pour être nettoyé pour le débourrage).

Sous le spray phéniqué, un nettoyage est fait aussi complètement que possible, quelques lambeaux tendineux peu adhérents sont sectionnés et le pansement de Lister est appliqué avec cette seule modification que la bande de gaze phéniquée a été remplacée par une bande de tarlatane apprêtée. Cette substitution est justifiée, non-seulement par un motif d'économie, mais surtout parce que l'action de la glycérine de l'eau phéniquée imprime à l'amidon de l'apprêt une modification telle, qu'il en résulte un véritable empois ; celui-ci se desséchant, constitue autour du pansement une sorte de croûte, dont il est facile d'apprécier tous les avantages au point de vue de l'immobilisation.

Trois ligatures seulement ont été faites, une à chacun des doigts index, médius et annulaire.

Il est d'ailleurs facile de reconnaître l'artère complétement séparée des tissus voisins par l'action des pointes du peigne ; mais il est impossible d'arriver à discerner les nerfs.

Aucune indication spéciale n'étant survenue, le premier pansement est enlevé après trois jours et renouvelé sous le spray phéniqué; de même pour les trois pansements suivants. La suppuration est alors tellement copieuse, qu'il devient nécessaire de renouveler le pansement tous les deux jours.

Pendant tout ce temps les pointes d'aiguilles, qui n'ont pu être enlevées dès le début, sont éliminées en présentant une teinte bronzée, ainsi qu'on l'observe toujours dans les cas de ce genre.

Vingt-cinq jours seulement après l'accident, les plaies des deux derniers doigts étaient cicatrisées. Celles des deux autres très diminuées, laissées libres au contact de l'air, se recouvraient de croûtes peu épaisses et larges de quelques millimètres.

Les croûtes étant supprimées, par le seul fait du lavage des mains, une cicatrice très délicate était mise à découvert. Un mouvement de flexion imprimé au doigt suffisait pour transformer la cicatrice en une phlyctène. En un instant on voyait sous ce tissu transparent, à peine soulevé, une sérosité jaune et limpide. Le même résultat était obtenu par le fait seul de la position déclive, lorsque le blessé négligeait pendant trop longtemps de se servir de son écharpe.

Une minime violence suffisait pour rompre la phlyctène. Celle-ci laissait écouler une petite quantité de son contenu et formait rapidement une nouvelle croûte, suivie elle-même d'une nouvelle phlyctène, et ainsi de suite pendant environ six semaines. L'étendue des croûtes et des phlyctènes devenait cependant de plus en plus restreinte, les parties voisines étaient d'une teinte moins violacée, d'une consistance moins œdémateuse et d'une température moins basse.

Ces particularités, étant rapprochées de l'état strumeux de la constitution du sujet, et des accidents du même ordre observés chez plusieurs de ses enfants, la quantité des aliments reconstituants, et celle du vin de quinquina furent augmentés (viande deux fois chaque jour, au lieu d'une seule fois par semaine, une demi bouteille de vin de Bordeaux chaque jour, en outre de la bière, dont cet homme fait sa boisson ordinaire).

Un petit abcès, survenu vers le trentième jour, à la face palmaire de la phalange moyenne de l'annulaire, fut ouvert et donna un pus louable tari après quatre ou cinq jours, puis l'évacuation d'un petit peloton graisseux sphacélé sans aucune des douleurs caractéristiques du panari anthracoïde. Les doigts étant conservés, Camille K... a repris entièrement son travail en novembre, c'est-à-dire, trois mois environ après l'accident. Depuis cette époque, cet homme n'a signalé aucune douleur ; jamais il n'a été amené à prendre de repos.

L'état actuel n'est pas sans intérêt.

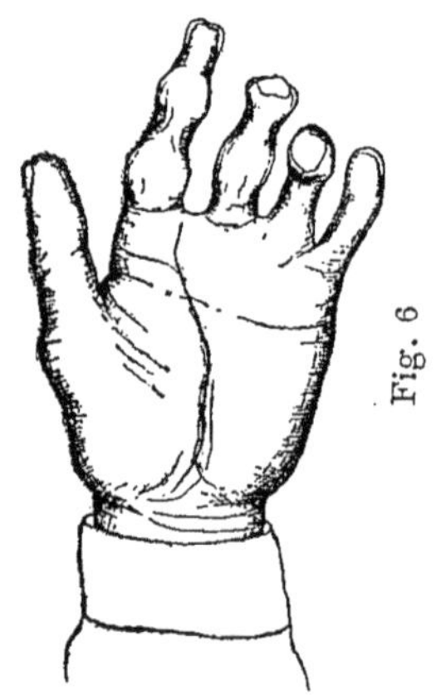
Fig. 6

La face palmaire de la main semble allongée par le fait de l'entraînement des plis interdigitaux par le tissu cicatriciel des doigts.

Tous les doigts, l'index surtout, sont réduits, au niveau des deux dernières phalanges au squelette et à la peau. Les saillies et dépressions des os sont rendues aussi manifestes que possible. C'est la configuration des doigts des momies.

Les mouvements spontanés de flexion et d'extension sont intacts pour toutes les articulations métacarpo-phalangiennes, presque nuls pour les articulations phalango - phalanginiennes de l'annulaire et du médius, absolument perdus pour les autres.

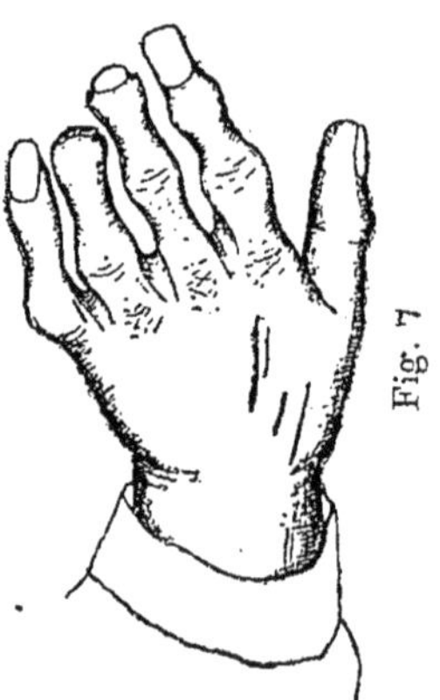
Fig. 7

Les mouvements spontanés d'écartement des doigts sont presque aussi libres qu'à la main demeurée saine.

Quant aux mouvements provoqués, tous sont limités et indolores. Les plus restreints sont ceux de l'extension des phalanges moyennes des annulaire et auriculaire.

Il est à remarquer que ces deux derniers doigts sont les seuls que la rétraction cicatricielle maintienne fléchis en angle de 120 à 130 degrés environ, les autres demeurant habituellement dans un état d'extension presque complète.

Les altérations ainsi devenues permanentes n'empêchent pas le travail, que cet homme n'a pas encore interrompu. Aucun gant ne protège les cicatrices. Si n'étaient les quelques précautions, qu'on lui voit prendre, et qui donnent à ses mouvements une certaine allure de gaucherie, on pourrait croire que l'accident n'a guère diminué la valeur fonctionnelle de la main et des doigts.

L'appréciation finale de cette observation ne paraîtra pas exagérée pour qui a vu la main professionnelle des ouvriers qui manient depuis longtemps les matières amylacées. On ne peut se défendre d'un certain étonnement de trouver encore quelque dextérité et une véritable vigueur dans un membre ainsi déformé. Une recherche attentive fait cependant reconnaître toute une série de lacunes et permet de déterminer par quels artifices l'ouvrier parvient à tourner la difficulté. Cette observation est surtout curieuse au point de vue de la comparaison avec ce qui se passe chez les blanchisseuses chargées de « passer le linge à l'amidon ». (1)

On remarque presque régulièrement la même déformation avec des callosités dans la main des vieux ouvriers, dont la

(1) M. Patissier a vu aussi des blanchisseuses dont les doigts demi-fléchis ne pouvaient s'étendre complètement. (Alex. Layet, *Hygiène des professions et des industries*. Paris, 1875, p. 158). Dans tout le Nord de la France, où le battoir n'est guère connu, il est impossible d'attribuer la déformation à la préhension de cet instrument.

M. E. Beaugrand (*Dict. encycl.*, art. MAIN, 1870, p. 162) en incrimine la pression habituellement exercée sur les objets mêmes, qui sont mis en œuvre.

Si nous ne craignions de sortir des limites que nous avons adoptées ici, nous chercherions à établir quelle part il importe d'attribuer à l'action de l'amidon sur l'épiderme, et quelle grande différence il en résulte entre la main de la blanchisseuse d'une part, et celle du terrassier ou du laboureur d'autre part, bien que dans tous les cas on observe les doigts dans un état de flexion permanente plus ou moins considérable, vers la paume de la main. (Voir aussi *Dict. encycl.*, art. BLANCHISSEUSES.)

profession consiste à serrer, constamment et avec effort, un corps d'une certaine dimension, comme un manche de marteau, de pioche, de pelle, etc.

Il n'en résulte aucune diminution de vigueur, aucune altération de la dextérité, que comporte la profession de l'ouvrier.

On ne peut se défendre de quelque étonnement que la cicatrice palmaire ne mette pas obstacle au travail de notre débourreur, qui, pendant dix à douze heures chaque jour, ne cesse pas d'accomplir un mouvement de ratissage, tantôt d'une main, tantôt de l'autre, le plus souvent des deux.

A côté de ce fait de conservation, s'en place tout naturellement un autre, dans lequel une portion très minime de la main a été supprimée par le chirurgien, sans résultat bien important au point de vue professionnel.

Observation VI.

Le 17 juillet 1880, la peigneuse Marie V......, 18 ans, a la main prise entre un peigne de filature de coton et une des pièces fixes du métier. Il en résulte une plaie de l'auriculaire gauche avec perte de la presque totalité des deux dernières phalanges, et perte des parties molles palmaires jusque bien au dessus de l'articulation métacarpo-phalangienne correspondante.

La plaie étant nettoyée autant que possible, le chirurgien ne trouva pas assez de peau pour recouvrir les parties cruentées, et il amputa une notable portion de la phalange métacarpienne, dont il ne laissa que quatre à cinq millimètres.

La guérison est rapidement obtenue sans aucun incident notable. Trois semaines après l'accident, la peigneuse reprend son travail. Quelques jours plus tard la cicatrisation est complètement obtenue.

Vers la fin d'août, elle éprouve un peu de gêne et une sensation de piqûre au niveau de la cicatrice. Par une pression exercée de chaque côté, elle expulse par énucléation une pointe d'aiguille, qui était restée perdue dans les parties molles. Le lendemain pareil incident se renouvelle plusieurs fois; de même pendant les jours suivants : elle a ainsi retiré une dizaine de pointes du peigne.

Actuellement (1883) il reste une diminution de vigueur des mouvements du poignet, avec un certain degré d'atrophie de l'éminence hypothénar, qui est, non seulement plus maigre que sa congénère, mais aussi plus fraîche, plus humectée d'une sueur visqueuse, présentant la consistance de chairs flasques, un peu sensibles à la pression et tellement modifiées par le froid ambiant que, pendant tout l'hiver, il s'y forme des engelures persistantes.

En mars 1883, la même peigneuse est atteinte à la phalange unguéale du médius de la même main. Cette plaie n'a pas présenté de particularité à relater.

Peut-être est-il juste de faire remonter la cause de ce dernier accident à la faiblesse déterminée par le précédent.

Sans vouloir soutenir une semblable affirmation, nous croyons du moins ne pas dépasser la vérité, en disant que le résultat n'aurait peut-être pas été moins bon, si aucune résection n'avait été faite.

On trouve d'autres faits de régularisation chirurgicale des plaies déterminées par les peignes de filature. Les résultats obtenus ne paraissent pas fournir des arguments contre la conservation opiniâtre exposée par l'observation V.

Témoin le cas suivant.

Observation VII (recueillie par M. Billaux).

Le 22 février 1881, Henri D........., 15 ans, a la main gauche serrée et entraînée entre une presse immobile et les rangées en mouvement des dents les plus fines d'une machine à peigner le lin.

Les plaies de la partie palmaire sont très profondes et se prolongent plus ou moins sur les parties latérales. Les téguments de la face dorsale sont intacts.

La phalange unguéale de l'index est désarticulée immédiatement après l'accident et une autre désarticulation élimine aussitôt les deux dernières phalanges du médius. Rien n'est enlevé à l'auriculaire, dont la phalange unguéale est presque entièrement supprimée, bien que la peau soit en grande partie conservée.

Aucun incident notable n'est survenu pendant le cours de la réparation, dont la rapiditité a été assez grande pour permettre le retour à la filature sept semaines après l'accident.

Actuellement on trouve les mouvements de l'index et ceux de l'annulaire au complet (sauf dans la partie désarticulée de l'index).

L'auriculaire est intact quant à la flexion, notablement limité du côté de l'extension. La vigueur et la résistance à la fatigue sont particulièremeut curieux à signaler du côté cubital de la main, puisque le sujet, devenu emballeur d'étoupes, est appelé à développer une grande force et une certaine ténacité vers la partie en contact direct avec la corde pour serrer les balles. Or, la vigueur et la résistance à la fatigue sont telles, que ce pénible travail peut être continué chaque jour pendant onze heures et demie.

L'éminence hypothénar est loin d'être atrophiée. Les téguments de la région présentent les caractères professionnels, témoins d'un travail énergique depuis un temps déjà long.

Le médius, réduit à sa phalange métacarpienne, ne peut pas être étendu complètement. Son axe fait avec celui des doigts voisins un angle d'au moins 45°.

Dans l'état de repos, il forme du côté palmaire une saillie pelotonnée, molasse, empiétant sur les deux doigts voisins, et qui semble devoir constituer pour l'ouvrier un accessoire peu utile.

Dans le mouvement de serrement de la main, il est facile d'apprécier combien est minime la pression de ce moignon. On comprend dès lors l'absence de tout durillon à son niveau.

Il n'en résulte toutefois aucune gêne, car, si la vigueur est conservée, ainsi qu'on l'a vu plus haut, divers essais démontrent que la dextérité ne l'est pas moins.

Ici encore, on peut l'affirmer, le résultat n'aurait pas été moins bon, si aucune désarticulation n'avait été faite.

On ne voit pas ce que l'ouvrier aurait perdu de valeur professionnelle, si une conservation plus importante avait été tentée.

Nous n'insisterons cependant pas sur des faits aussi clairsemés que le sont les plaies par peignes de filature.

Pour préciser les limites de la conservation et les règles de l'amputation dans ces circonstances, il faut des faits plus nombreux.

On pourrait, sans doute, trouver quelques rapprochements avec les déchirures produites par un animal, ou encore avec les plaies déterminées par un corps pointu, sur lequel la main vient s'accrocher pendant que le membre supérieur exécute un mouvement rapide et violent (Polaillon). La similitude est un peu plus grande, dans le fait observé par Velpeau chez un ouvrier occupé à poser des feuilles sur une machine à imprimer. Dans un mouvement d'inattention, la peau de l'éminence thénar fut prise entre les deux cylindres, qui, continuant à tourner, la détachèrent jusqu'à la racine des doigts, comme si elle eût été disséquée avec le bistouri (Art. MAIN, PATH.: du *Dict. encycl. des Sc. méd.* IV. 69). Mais la plaie par glissement et par décollement, qui en fut la conséquence, ne peut pas non plus être mise en parallèle.

A défaut d'autre conclusion d'une portée plus générale, on peut élucider un point intéressant que voici.

Parmi les préceptes qu'il a remarquablement formulés en 1870, M. Polaillon écrit le suivant. « Lorsque les tendons (des doigts), sont contus, lorsqu'ils se trouvent exposés pendant longtemps au contact de l'air et de la suppuration, ils peuvent s'exfolier ou même se mortifier dans toute leur épaisseur. L'indication thérapeutique de ces blessures doit donc consister à mettre les tendons à l'abri de l'air en réunissant la plaie, et, si cette plaie est de nature à suppurer, à la recouvrir de pansements gras et émollients. » (Art. MAIN du *Dict. encyclop.* p. 72).

Ainsi qu'on l'a pu voir, dans l'observation V, nous n'avions pas la possibilité de réunir la plaie, et cependant nous n'avons eu ni exfoliation appréciable, ni mortification notable. Notre résultat est, on peut le dire, aussi satisfaisant que les circonstances pouvaient le permettre.

Il est donc juste de mettre un correctif aux indications formulées en 1870.

Il est donc juste d'étendre, (sous le bénéfice du pansement listérien), les limites des préceptes, qui régissent la conservation des doigts, à tout le moins en ce qui concerne le fait de la dénudation, et même de la lacération et de la perte des tendons palmaires.

Qu'il nous soit permis toutefois de ne pas préciser davantage des règles, qui ne sauraient être justifiées, si elles ne reposaient sur un grand nombre de faits.

IV.

Les observations précédentes indiquent comment la main est, pour ainsi dire, le lieu d'élection des plaies déterminées par les peignes de filature. Il existe en outre des faits de traumatismes de l'avant-bras, avec préservation plus ou moins complète de la main.

Observation VIII (rédigée par M. Billaux, d'après les notes de M. le Dr Bécour).

Un garçon d'environ douze ans, chargé de l'enlèvement des presses de lin peigné par le mécanisme décrit plus haut (Obs. I), laisse flotter la manche de son vêtement. Celle-ci est inopinément saisie par les dents du peigne et elle entraîne le membre. Le blessé se dégage aussitôt en faisant un effort violent.

Toute la peau de la moitié antérieure de l'avant-bras a été enlevée par les dents du peigne, ainsi que celle du bord radial. Les aponévroses et les masses musculaires des radiaux et des extenseurs sont profondément ratissées et en partie arrachées par lambeaux. Le périoste est râclé dans une certaine étendue et une partie du radius est mise à découvert.

Au poignet, la région de la tabatière anatomique et celle de l'artère radiale sont intactes à cause de la situation de la main au moment de l'accident.

Le ratissage de la face dorsale de la main arrache la peau, blesse les tendons et dénude les pièces squelettiques au niveau de l'articulation carpométacarpienne des index et médius et jusqu'à leurs articulations métacarpo-phalangiennes. La face dorsale de ces deux doigts et aussi celle de l'annulaire sont entièrement dépouillées de leur peau.

Les pointes d'aiguilles implantées dans l'avant bras sont peu nombreuses; toutes ont une longueur uniforme de 15 millimètres.

Quelques unes sont implantées dans le bord externe du radius. D'autres, en plus grand nombre, sont fixées ou simplement couchées dans les tissus ratissés et comme perdues au milieu des caillots, débris de lin et lambeaux de vêtements, que l'on trouve à la fois dans toutes les parties de la plaie.

L'hémorrhagie est peu importante : il n'y a pas lieu de faire de ligature.

Tous les corps étrangers sont éliminés de la plaie avec soin. L'extraction des pointes fixées dans le tissu osseux est obtenue à l'aide d'une forte pince à anneaux. Les lambeaux les moins volumineux et les moins adhérents sont excisés. La plaie, ainsi égalisée, est nettoyée minutieusement et il est procédé au pansement.

Une couche de *lint* anglais imbibé d'eau phéniquée, puis une couche d'ouate sèche, des compresses et une bande, tel est l'appareil. Le membre est placé sur un coussin recouvert d'un tissu imperméable et une irrigation continue d'eau phéniquée fraîche est assurée.

A la sensation de brûlure du début succède un soulagement, qui permet au blessé de se reposer.

Le quatrième jour, quelques petits lambeaux, longs et minces, sont sphacélés et se séparent. Un commencement de bourgeonnement donne à la plaie un aspect satisfaisant.

L'irrigation n'est pas continuée. Le même pansement est pratiqué et il est humecté de temps en temps d'eau phéniquée afin de conserver la plaie humide et afin de corriger l'odeur.

Deux mois après l'accident, la cicatrice est complète ; elle adhère au squelette dans la partie qui a été mise à découvert.

A cette époque les mouvements des doigts et de la main étaient encore limités.

Il n'a malheureusement pas été possible de connaître quel a été le résultat éloigné de cette plaie.

CONCLUSIONS.

Les peignes de filature peuvent déterminer des plaies minimes, des plaies d'une importance discutable, des plaies graves.

Dans les plaies minimes, les séries de pointes peuvent agir à la manière des instruments tranchants et contondants à la fois, avec complication de corps étrangers.

Il peut aussi en résulter des plaies que l'on peut qualifier « *par ratissage* »:

Les dents de peigne, formant corps étrangers dans les tissus, sont aisément enlevées sous le spray phéniqué à l'aide d'une pince à épilation ou autre. Il faut une pince plus forte pour pratiquer l'extraction des pointes destinées au peignage du lin, lorsque ces aiguilles sont fixées dans un os.

Ceux de ces corps étrangers, qui échappent lors du premier pansement, peuvent sans inconvénient être laissés dans les tissus. Leur extraction devient facile après la période inflammatoire.

Dans les plaies d'une importance discutable, la dénudation des tendons, le ratissage de la peau, du tissu graisseux souscutané et même d'une partie importante des couches musculaires, la présence des pointes d'acier brisées dans la plaie ne suffisent point pour constituer la véritable indication de pratiquer l'amputation. La conservation est alors encore réalisable et les débris du membre peuvent être de quelque utilité pour l'exercice des mouvements professionnels.

Dans les plaies graves, l'indication d'amputer est fournie par l'importance des lésions des os et des articulations, surtout si la plaie par ratissage se complique de nombreux corps étrangers profondément fixés.

Lille Imp. L. Danel.

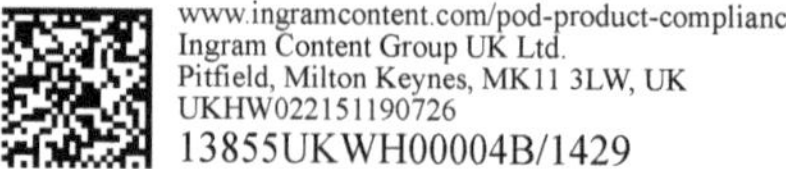
www.ingramcontent.com/pod-product-compliance
Ingram Content Group UK Ltd.
Pitfield, Milton Keynes, MK11 3LW, UK
UKHW022151190726
13855UKWH00004B/1429

9 782011 943156